ÉTUDE

SUR LA

DIATHÈSE URIQUE

ÉTUDE

SUR LA

DIATHÈSE URIQUE

PAR

C.-L. SANDRAS

DOCTEUR EN MÉDECINE DE LA FACULTÉ DE PARIS
Professeur libre de pathologie spéciale (maladies nerveuses)
Médecin des Sociétés de Secours mutuels
Des Enfants de Jacob, — de l'Union, — de l'Union parfaite, — des Amis fidèles
des Patrons et Ouvriers Lunettiers, — de Saint-Nicolas-des-Champs
de Saint-André, — de Saint-Hugues, etc.
Ancien Interne lauréat des hôpitaux et de l'Ecole de Médecine de Tours (Médaille d'or)
Médaille d'argent du Gouvernement (Choléra)
Membre de la Société des Médecins de la Seine
Secrétaire de la Société médicale du Panthéon, — Membre correspondant
de la Société médicale de Poitiers
de la Société impériale de Médecine de Marseille, etc.

—oo)o(oo—

Je prétends hardiment qu'un médecin
judicieux peut se passer plus facilement de
médecine dans les maladies chroniques que
d'une sage ordonnance d'alimentation.

MOLESCHOTT.
(Préface à la *Physiologie des aliments*.)

PARIS

ADRIEN DELAHAYE, LIBRAIRE-ÉDITEUR

Place de l'École de Médecine

—

1865

ÉTUDE

SUR

LA DIATHÈSE URIQUE

Felix qui potuit rerum cognoscere causas.

Dans un premier travail sur l'alimentation, j'ai démontré comment des états morbides différents tels que la chlorose, l'anémie, les affections nerveuses, voire même les tubercules et la scrofule, pouvaient provenir d'une alimentation *vicieuse par défaut*, mais surtout *trop pauvre* en matière azotée, en phosphate et en fer. Dans celui-ci, je me propose de poursuivre cette étude et de faire voir comment une alimentation *vicieuse par excès*, mais surtout *trop riche* en matières azotées, peut donner naissance à d'autres états morbides qui tous se rattachent à cette disposition générale que l'on désigne aujourd'hui sous le nom de *diathèse urique*.

Qu'est-ce donc que cette diathèse urique et comment se produit-elle? C'est ce que nous allons tâcher de faire comprendre. — Cependant, avant d'aller plus loin, il nous paraît indispensable de rappeler que les aliments peuvent être divisés en aliments *azotés* ou *plastiques* et en aliments *non azotés* ou *respiratoires*. Si nous avons été des premiers à reconnaître que cette division n'était pas d'une exactitude mathématique, parce qu'il existe peu d'aliments qui ne renferment pas du tout d'azote, nous n'en maintenons pas moins que, d'une manière générale, cette division est vraie théoriquement et pratiquement, attendu que les aliments azotés renferment le plus souvent *tous* les éléments qui constituent notre organisme, tandis que les aliments non azotés n'en contiennent que quelques-uns.

Nous rappellerons en outre que l'hydrogène, l'oxygène et le carbone qui constituent presque exclusivement les aliments *non azotés*, sont surtout *éliminés* de l'organisme à l'état de vapeur d'eau et d'acide carbonique par *le poumon*, tandis que l'azote et les sels qui se trouvent dans les aliments *azotés* sont *éliminés* à l'état d'*urée* et d'*acide urique* en dissolution dans la sueur et dans les urines. Ainsi, la matière azotée contenue dans la sueur et dans les urines se présente sous deux états différents : *l'urée et l'acide urique ;* ce sont deux substances qu'il importe de bien connaître, tant au point de vue de la constitution physique qu'au point de vue de la composition chimique, si l'on veut parvenir à se rendre compte, soit de la manière dont elles peuvent se former au sein de l'organisme, soit des phénomènes morbides auxquels peut donner naissance la production exagérée de l'acide urique.

L'acide urique $C^{10}\,H^4\,Az^4\,O^6$ est une substance *très-peu soluble* dans l'eau, se présentant sous la forme de petites lames cristallines blanches, douces au toucher, sans odeur ni saveur ; il rougit faiblement le tournesol et se combine avec toutes les bases pour former des sels désignés sous le nom générique d'urates. Il est à remarquer aussi que l'acide urique exige au moins 1,000 parties d'eau pour se dissoudre, que les urates alcalins sont solubles, et que les réactifs oxydants décomposent l'acide urique en donnant naissance à une foule de produits spéciaux qui prouvent l'extrême variété en même temps que l'extrême mobilité des groupements moléculaires organiques.

L'urée $C^2 H^4 Az^2 O^2$ est une substance *très-soluble* dans l'eau, incolore, inodore, d'une saveur fraîche. Elle n'a pas d'action sur la teinture de tournesol, mais elle se combine avec un grand nombre d'acides en formant des sels cristallisables ; il est toutefois à remarquer qu'elle ne forme pas de combinaison avec l'acide lactique et que, si on la chauffe fortement, elle se dédouble en ammoniaque $Az H^3$ et en acide cyanique $C^2 Az O HO$.

$$C^2 H^4 Az^2 O^2 = C^2 Az O H O + Az H^3$$

Les matières albuminoïdes ou ferments contenus dans l'urine transforment l'urée en carbonate d'ammoniaque en lui faisant absorber quatre équivalents d'eau $C^2 H^4 Az^2 O^2 + 4 HO = 2 (Az H^3 HO) C O^2$. Et voilà pourquoi les urines qui ont séjourné longtemps dans des vases ou même dans la vessie, finissent par répandre une odeur ammoniacale et piquent les yeux.

Que si maintenant nous venons à comparer la composition de l'urée et de l'acide urique, nous trouvons dans l'une et dans l'autre du carbone, de l'hydrogène, de l'oxygène et de l'azote, mais non pas dans les mêmes proportions ; car la formule de l'urée est $C^2\,H^4\,Az^2\,O^2$; la formule de l'acide urique est $C^{10}\,H^4\,Az^4\,O^6$. D'où l'on voit que l'*urée* renferme *en moins* 8 équivalents de carbone, 2 équivalents d'azote et 4 équivalents d'oxygène.

En admettant que 2 équivalents de carbone auraient pu ou dû se combiner avec 4 équivalents d'oxygène pour former de l'acide carbonique, on verra que l'acide urique diffère encore de l'urée par un excédant de 6 équivalents de carbone et de 2 équivalents d'azote qui n'ont pas été brûlés ou utilisés dans l'acte respiratoire. C'est-à-dire que l'urée et l'acide urique sont, l'un et l'autre, des produits de la combustion des matières azotées, mais avec cette différence que l'urée est le résultat d'une combustion complète et que l'*acide urique est le résultat d'une combustion incomplète,* imparfaite, mauvaise. Dans l'état normal, cette combustion n'est cependant jamais absolument complète, car l'homme doit rendre par les urines, en 24 heures, de 30 à 50 grammes d'urée, et seulement 1 grammme à 1 gramme 1/2 d'acide urique : si la proportion d'acide urique augmente, on ne tarde pas à voir apparaître l'une ou l'autre de ces manifestations morbides qui caractérisent ce qu'on désignait autrefois sous les noms *de goutte, podagre, diathèse goutteuse ou rhumatismale*, et qu'on appelle aujourd'hui *diathèse urique*.

Comme, en définitive, la molécule d'*acide urique* ne diffère de la molécule d'*urée* que par une prédominance de carbone et d'azote, il faut rechercher d'où proviennent ce carbone et cet azote en excès qui ont donné naissance à l'acide urique, substance insoluble et cause première d'une foule de maladies plus ou moins graves, plus ou moins douloureuses, plus ou moins mal connues.

Ce carbone et cet azote, en excès, qui se trouvent dans l'acide urique, proviennent : soit d'une alimentation trop riche que la respiration ne parvient pas à brûler, à utiliser : soit d'une respiration insuffisante, d'une hématose imparfaite qui ne parvient pas à oxyder suffisamment le carbone et l'azote. D'où cette première indication, aussi simple que rationnelle, que pour combattre la *diathèse urique*, il faut ou *diminuer la ration alimentaire, carbo-azotée*, ou *favoriser l'hématose* en activant la respiration, c'est-à-dire en faisant fonctionner tous les organes, en faisant prendre de l'*exercice corporel*.

Il est, en effet, bien facile de concevoir : 1° que, si l'on vient à diminuer la ration alimentaire azotée type, le travail respiratoire restant le même, la quantité d'azote à oxyder devenant relativement moindre pourra être entièrement utilisée et donner naissance à de l'urée, corps très-soluble et très-oxydé ; 2° que, si on vient à augmenter le travail respiratoire sans augmenter la ration alimentaire azotée type, il y aura nécessairement une plus grande quantité d'oxygène en état de brûler, d'oxyder, d'utiliser cette matière azotée, c'est-à-dire de la transformer en urée.

Si donc on venait à combiner ces deux moyens : diminuer la ration alimentaire azotée, augmenter le travail respiratoire, on aurait, d'une part, moins d'azote à oxyder, et, d'autre part, plus d'oxygène pour oxyder ; l'effet serait double, deux fois plus marqué.

Et qu'on ne vienne pas me dire que ce sont là des théories ; ce sont des faits qui se passent sans que nous y fassions attention, et qui trouvent leurs applications chaque jour dans la pratique médicale. L'hydrologie, la gymnastique, l'entraînement leur doivent, *à coup sûr, sans le savoir,* une grande partie de leurs succès. Si maintenant on veut que je m'appuie sur des expériences physiologiques directes, je citerai des faits bien connus. Ainsi, Séguin a constaté qu'un homme, allant au pas, ne consommait que 300 pouces d'air, tandis que lorsqu'il faisait de grands efforts musculaires, il en consommait 800 pouces dans le même espace de temps, c'est-à-dire environ 3 fois plus. — M. Schmidt a évalué qu'il exhalait *en acide carbonique*, par le poumon en 24 heures :

815 grammes pendant un repos complet.

948 grammes pendant qu'il marchait.

1293 grammes quand il effectuait un travail musculaire considérable.

Un homme pesant 86 kilogrammes exhalait *par minute* (en acide carbonique par le poumon).

0,32 centig. pendant le sommeil.

0,65 centig. quand il était assis.

1,16 centig. quand il faisait 2 milles à l'heure.

1,55 centig. quand il faisait 3 milles à l'heure.

On le voit, tous ces résultats concordent sensiblement entre eux et viennent par conséquent fournir la démonstration des faits que nous avions précédemment énoncés ; de plus, ils concordent avec d'autres résultats d'une manière frappante. Non-seulement ils prouvent que, sous l'influence de l'exercice musculaire, il y a plus d'acide carbonique exhalé, ou, ce qui

— 13 —

revient au même, plus de carbone brûlé (dans le poumon) dans un temps donné, mais encore que *sous l'influence de cet exercice la proportion d'urée augmente tandis que celle de l'acide urique diminue.* Une même personne

A donné
- à l'état de repos — 487 grains d'urée — 28,8 d'acide urique
- par un travail modéré 682 — 13,7 —
- par un violent execice 865 — 8,2 —

D'où l'on voit que, *sous l'influence de l'exercice, la combustion respiratoire augmente, la production d'urée augmente, et la production d'acide urique diminue.*

L'influence du régime alimentaire n'est ni moins remarquable, ni moins évidente. Ainsi, M. Beigel, en comparant les urines d'hommes soumis à un régime sévère à celles d'hommes ayant une nourriture abondante et animalisée, a trouvé dans un cas de 18 à 23 grammes d'urée, et dans l'autre de 46 à 52 grammes d'urée.

Enfin, M. Lehmann, en variant son propre régime, a obtenu les résultats suivants :

1º Régime non azoté (graisse, amidon, sucre) 15,408 en urée 0,735 en acide urique
2º Régime végétal — 22,481 — 1,021 —
3º Régime mixte — 32,496 — 1,183 —
4º Régime animal — 53,198 — 1,478 —

Enfin, M. Haughton a obtenu des résultats identiques en soumettant alternativement au régime végétal et au régime animal cinq individus :

	URÉE.		ACIDE URIQUE.
Régime animal.	Régime végétal.	Régime animal.	Régime végétal.
1° 465,09 grains	367,50 grains	1,02 grains	0,50 grains.
2° 677,25 —	578,84 —	11,88 —	0,71 —
3° 644,62 —	315,00 —	1,04 —	1,69 —
4 554,10 —	366,12 —	7,40 —	2,48 —
5° 630,00 —	342,55 —	5,29 —	2,03 —

Si maintenant on venait à me demander comment il se fait que chez des sujets soumis au régime *non azoté*, au régime végétal, à la diète et même à l'abstinence, on a trouvé de l'urée et de l'acide urique dans les urines, je répondrais que ces matières azotées se trouvaient en quantité relativement peu considérable et qu'elles provenaient, en grande partie, de la *combustion des tissus de l'organisme* lui-même.

Chez l'enfant qui grandit, la matière alimentaire, azotée ou plastique, est en grande partie employée à former le corps et les organes qui se développent ; aussi donne-t-elle rarement naissance à des dépôts d'acide urique, mais chez l'adulte et surtout chez le *vieillard* qui prend *peu d'exercice* et se livre à la *bonne chère* (1), comme l'alimentation fournit beaucoup plus d'azote et de carbone qu'il n'en faut pour réparer les pertes journalières nécessitées par l'entretien de l'organisme, il y a de grandes chances pour que l'*azote en excès*, soit imparfaitement brûlé et *donne naissance à des dépôts d'acide urique.*

Or, consécutivement à la formation de l'acide urique, on voit apparaître très-fréquemment des symptômes morbides différents, quant à leur siége et quant à leurs manifestations extérieures, mais identiques quant au fond qui est la *diathèse urique.*

De toutes les manifestations de la diathèse urique, la plus éclatante, la plus saisissante, la plus palpable, est sans contredit la *pierre*, dont le nom seul frappe de terreur l'esprit des malades, en même temps qu'il éveille dans l'esprit du médecin l'idée d'une lésion *matérielle* et d'une opération chirurgicale ; mais cette manifestation de la diathèse urique n'est pas la seule ; l'acide urique peut, en effet, se déposer nonseulement dans les différents points de l'appareil urinaire, *en masse*, sous une forme de pierres, de graviers, de sables, mais encore *s'infiltrer* dans

(1) *Si a podagra liberari cupis aut pauper sis oportet, aut ut pauper vivas.*

les articulations, le névrilème, les muscles, en donnant naissance à ces états morbides, en général assez mal connus, et qui sont appelés goutte, rhumatisme goutteux, névralgie rhumatismale, etc.

Au premier abord, il semble qu'il n'y a aucun rapport entre pisser du sable et ressentir une douleur névralgique, et pourtant il peut y avoir la plus étroite parenté entre ces deux états morbides, puisqu'ils peuvent être, l'un et l'autre, le résultat d'une *prédominance de l'acide urique dans l'économie*, c'est-à-dire d'une combustion incomplète des matériaux azotés. Enfin, comme il y a une très-grande analogie entre le rhumatisme goutteux et le rhumatisme simple, il est permis de se demander s'il n'y aurait pas une communauté, une identité d'origine entre ces deux affections; or, nous croyons que ce sont deux manifestations de la diathèse urique, qu'elles peuvent dépendre d'un excès d'acide urique.

Dans l'état normal, il n'y a dans le sang que des traces presque imperceptibles d'acide urique, et l'on a même dit que cet acide, en neutralisant l'état alcalin du sang, faisait déposer une petite quantité d'albumine qui sert à la nutrition des tissus; mais il est facile de concevoir que si là quantité d'acide urique vient à augmenter, il pourra en résulter une perturbation, un bouleversement général dans l'économie ; car l'albumine, au lieu de se déposer petit à petit en quantité presque inappréciable, se précipitera brusquement *en masses*, formera des flocons capables d'engorger des vaisseaux et de produire l'anasarque, l'hydropisie et l'albuminurie.

Le rein lui-même, irrité ou fatigué par le passage de ce sang anormal chargé d'albumine, par ce sang en voie de décomposition, se trouvant d'ailleurs mal nourri, deviendra à son tour malade. Il pourra présenter, à nos yeux, des altérations de structure ou de tissus plus ou moins curieuses qui, naguère encore, servaient à caractériser les différentes périodes de la *maladie de Bright*. Arrivé à ce point de désorganisation, on comprend que l'albumine puisse se trouver éliminée en nature, que la nutrition puisse se faire de plus en plus mal, que la santé puisse s'altérer et la vie-même se trouver sérieusement compromise.

Nous pourrions présenter des considérations du même ordre, relativement à la production du diabète et à ses conséquences. On sait, en effet, que M. Mialhe a établi que le *diabète* était le résultat

2

d'un défaut de l'alcalinité du sang, parce que cette absence d'alcalinité empêchait la décomposition de la glycose qui, n'étant pas utilisée, brûlée dans l'acte respiratoire, se trouvait éliminée par les urines. — Or, pourquoi le sang n'est-il plus assez alcalin? n'est-ce pas tout simplement parce que l'acide urique y prédomine? —Et pourquoi l'acide urique y prédomine-t-il? n'est-ce pas parce que la combustion pulmonaire et l'hématose sont imparfaites?

Et voilà, suivant moi, pourquoi l'on voit si souvent apparaître, chez *les poitrinaires,* l'albuminurie, le diabète, l'amaigrissement et l'anasarque. La combustion incomplète qui s'opère dans leurs poumons ulcérés ne peut pas utiliser les matières alimentaires qui ont été introduites dans l'économie, et qui pourtant avaient été digérées par les organes digestifs.

Il est probable que c'est en se fondant sur des théories semblables qu'on était parvenu, il y a quelques années, à instituer un traitement prétendu rationnel de la glycosurie, qui consistait à priver le malade de boissons et d'aliments féculents en lui administrant des alcalins. C'est pour arriver à ce résultat qu'on a condamné de malheureux diabétiques

à ne manger que du pain de gluten et du petit salé,
comme si ces matières albuminoïdes n'étaient pas
capables de donner naissance à de la glucose. On
avait probablement oublié alors que les animaux car-
nivores respirent comme les hommes, qu'ils exhalent
de l'acide carbonique par les poumons et qu'ils ren-
dent de l'urée et de l'acide urique par les urines.
Il y a plus : c'est que comme *l'urine est d'autant plus
chargée d'acide urique que le régime est plus azoté,*
il s'ensuivait qu'avec cet ingénieux traitement on
allait précisément contre le but que l'on voulait
obtenir, puisqu'au lieu d'alcaliniser le sang, on l'aci-
difiait. Il est vrai que lorsque les malheureux malades mouraient après avoir subi ce triste régime, le
médecin traitant avait la satisfaction de se dire qu'ils
auraient dû guérir s'ils avaient pu supporter ce
régime plus ou moins scientifique.

Quant à la *transpiration*, je n'en ai rien dit encore
et avec intention, parce que cette fonction est, en
quelque sorte, complémentaire de l'action respiratoire. Elle a surtout pour but de maintenir l'équi-
libre physiologique en rejetant au dehors l'eau qui,
après avoir circulé dans l'organisme, n'a pas été

évacuée par les reins ou par les poumons. Cette eau, qui sort ainsi par l'enveloppe cutanée après avoir traversé tout l'organisme, se trouve naturellement chargée de principes excrémentitiels plus ou moins semblables à ceux qui existent dans les urines. Aussi, lorsque l'on compare la composition *de l'urine* et de *la sueur*, on est frappé de cette analogie, car on retrouve presque indentiquement les mêmes sels, plus de *l'acide urique*.

Il est facile de concevoir que si la transpiration se trouve brusquement arrêtée sur un ou plusieurs points du corps, le liquide en mouvement pourra s'infiltrer dans les tissus, se déposer dans telle ou telle cavité, en donnant naissance à ces épanchements séreux qui ont reçu les noms de pleurésie, de péricardite, de rhumatisme articulaire.

Dans d'autres cas, les *matières salines excrémentitielles* contenues dans ces liquides paraissent se déposer seules et donnent alors naissance à ces affections douloureuses désignées sous les noms assez vagues de goutte rhumatismale, douleurs, rhumatismes goutteux, rhumatismes nerveux, névralgies, etc. Pour nous, s'il nous était permis d'émettre notre opinion, nous dirions que ces affections sont le résultat d'une sorte d'infiltration, d'incrustation des tissus blancs fibreux par des matières excrémentitielles irritantes. Nous croyons, par exemple, que lorsque cet effet se produit dans le névrilème ou autour des filets nerveux, il doit en résulter un effet douloureux analogue à celui que produisent quelques grains de sable fin introduits dans l'œil ; et ce qui me confirme surtout dans cette manière de voir, c'est le but vers lequel tendent, en réalité, tous les traitements et le résultat qu'on obtient quand on arrive à la guérison.

Quel est, en effet, le traitement qui réussit le mieux pour combattre toutes ces affections ? n'est-ce pas celui qui parvient à amener une abondante transpiration ? Les moyens pour arriver à ce résultat peuvent varier (frictions, douches, bains, vésicatoires, purgations), mais le but final est unique : *produire un courant de liquide qui transporte, de l'intérieur vers l'extérieur, les matières solides ou liquides épanchées, parce qu'elles obstruent les pores et gênent, plus ou moins, le jeu de nos organes.*

A ceux qui nous demanderont si nous voulons revenir aux idées anciennes et nous faire les disciples de

Themison et de Thessalus, nous répondrons que, sans nous montrer partisans exclusifs du *strictum* et du *laxum*, nous croyons que *les anciens n'étaient pas plus sots que les modernes*, et qu'on ferait peut-être mieux de revenir sur les vieilles théories dans ce qu'elles ont de bon, de raisonnable, que de s'évertuer à faire des descriptions ridicules de maladies nouvelles qui existent à peine dans l'esprit des auteurs qui les inventent.

Nous admettons aussi que, dans quelques cas, l'arrêt des produits excrémentitiels peut produire soit une violente réaction générale, soit une *intoxication* plus ou moins profonde. Chacun sait, en effet, que si on rase les poils d'un animal assez rapproché de l'homme, comme un chien ou un mouton, et que si l'on applique sur sa peau un vernis épais et siccatif, la mort arrive au bout de quatre, six, huit ou dix heures. Et, je viens de voir un homme qui, après s'être plongé dans l'eau froide, étant en sueur, est mort au bout de quelques jours de souffrances et d'oppression, sans avoir eu ni épanchement séreux, ni fluxion de poitrine.

Un dernier mot et j'aurai parcouru le cadre des

affections produites par un trouble de l'alimentation.

J'ai dit précédemment que ce trouble pouvait avoir pour causes premières :

1° Des aliments mauvais ou insuffisants ;

2° Une digestion vicieuse ;

3° Une respiration imparfaite ;

4° Une circulation irrégulière.

C'est par cette dernière que je vais terminer ; mais, comme au premier abord on pourrait ne pas bien saisir les rapports qu'il y a entre l'alimentation et la circulation, nous croyons devoir présenter quelques considérations qui permettent de saisir l'étroite solidarité qui unit ces deux fonctions.

Le cœur et les vaisseaux qui en partent constituent en réalité un simple appareil de transmission, c'est un simple intermédiaire entre l'appareil digestif et l'appareil respiratoire, mais un intermédiaire indispensable, car s'il fonctionne mal, un trouble profond se produira dans tout l'organisme.

Le cœur et ses annexes jouent dans l'organisme exactement le même rôle que les pompes alimentaires de nos machines à vapeur : il y a des tuyaux et des soupapes qui doivent régler la marche des liquides en mouvement ; or si ces tuyaux, si ces soupapes ou

si la pompe elle-même fonctionnent mal, la distribu-
tion des liquides qui doivent entretenir l'organisme
se fera d'une manière irrégulière, la nutrition deviendra vicieuse, incomplète, des troubles pourront
survenir dans les différentes fonctions.

C'est ainsi que les affections du cœur produisent souvent des oppressions, des étouffements, des infiltra-
tions séreuses plus ou moins étendues, l'albuminurie
et même la mort. — Malheureusement, les moyens
de remédier aux affections du cœur sont, en général,
fort peu efficaces. En dehors de ceux que nous avons
déjà fait connaître, et qui ont pour but de maintenir
le sang dans son état de composition normale, on en
est presque toujours réduit exclusivement à adminis-
trer la digitaline qui produit souvent du *soulagement,
mais bien rarement des guérisons.* Ce médicament
ralentit les battements du cœur ; par suite, les irrégu-
larités de ces battements deviennent moins sensibles,
et la circulation est un peu plus régulière ; mais il est
bien rare que la régularité revienne et persiste longtemps d'une manière continue.

Nous terminerons ici cet exposé des maladies produites par un trouble de l'alimentation ou plutôt par

un trouble de l'une des grandes fonctions : digestion, respiration, transpiration, circulation qui concourent à l'alimentation, et nous en tirerons quelques conclusions.

CONCLUSIONS.

Le meilleur moyen de combattre la diathèse urique, ainsi que les différents états morbides qui en dépendent, consiste à :

1º Laisser de côté le vin, les liqueurs, le café, le thé, la viande et généralement tous les aliments azotés, parce qu'ils concourent à la formation de l'acide urique.

2º Suivre un régime *végétal* sévère, en insistant particulièrement sur les fécules, les légumes verts et les fruits, et généralement sur les aliments non azotés, parce qu'ils ne peuvent pas former d'acide urique.

3º Se livrer régulièrement à un *exercice* un peu violent, parce que la combustion respiratoire se trouvant alors forcément activée, fera passer à l'état d'urée la presque totalité des matériaux azotés ingérés.

4º Boire une certaine quantité d'eau faiblement minéralisée (1), 3, 4, 5 ou 6 litres et plus par jour, parce que cette eau sera rendue par les sueurs et par les urines et qu'elle entraînera forcément une plus ou moins grande partie de l'acide urique contenu dans l'organisme.

(1) Les réclames mensongères sont parvenues à tromper le public et même à fausser le jugement des médecins ; aussi je crois devoir citer ici les paroles de notre maître, le professeur Trousseau, qui a su résister à l'entraînement général.

« Vous savez jusqu'à quelle frénésie on a poussé dans ces derniers
» temps l'emploi des eaux minérales de Vals, de Vichy, de Carlsbad. Mon
» opinion est qu'il n'existe pas dans le monde une médication plus dan-
» gereuse que celle-là ; j'ai certainement vu pour ma part plus de 500
» goutteux ayant été à Vichy et s'en étant horriblement trouvés, et je ne
» sais pas, en revanche, si mes souvenirs me retraceraient quelques cas
» isolés d'amélioration réelle. » — Clinique du professeur Trousseau.

Dans un autre travail, nous aborderons l'étude des causes d'un grand nombre de maladies qui surviennent pendant l'exercice régulier des fonctions de l'organisme. Nous verrons que toutes ou du moins presque toutes ces maladies sont le résultat d'une intoxication, d'un véritable empoisonnement par des matières animales, végétales ou minérales, qui ont reçu les noms différents de poisons, médicaments, virus, ferments, miasmes, effluves, mais qui agissent tous en amenant une altération dans la composition de nos humeurs.

J'ai commencé en disant avec Virgile :

Félix qui potuit rerum cognoscere causas.

et je termine avec l'espérance de n'avoir pas à dire avec Ovide :

Barbarus hic ego sum quia non intelligor illis.

Paris. — Imprimerie Félix MALTESTE et Cie, rue des Deux-Portes-St-Sauveur, 22.